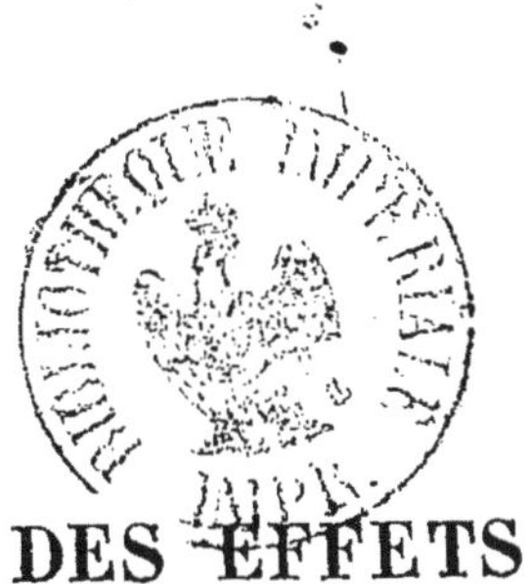

DES EFFETS

DE LA DÉRIVATION.

OUVRAGES DU MÊME AUTEUR :

1°. MÉMOIRE sur l'emploi du Feu et de la Pommade ammoniacale en médecine. 1818 et 1819.

2°. MÉMOIRE concernant les effets de la pression atmosphérique sur l'homme, et l'usage de la ventouse (*) dans un grand nombre de maladies. 1819.

3°. OBSERVATIONS sur les Maladies des yeux. 1823.

4°. EXAMEN du Rapport de MM. Adelon, Orfila, Ségalas, Andrál fils et Pariset, sur les expériences de M. le docteur Barry concernant l'absorption externe.

5°. MÉMOIRE sur le traitement de la Cataracte. 4ᵉ édition. 1829.

6°. RÉFUTATION du Rapport de M. Lisfranc à l'Académie royale de Médecine. 1830.

7°. APPENDICE à mes Observations sur les Maladies cérébro-oculaires. 1831.

(*) La pompe aspirante, les cloches à ventouses, et le scarificateur que j'ai indiqués dans ce mémoire se trouvent chez Deleuil, mécanicien, rue Dauphine, n° 24.

PARIS. — IMPRIMERIE DE Vᵉ THUAU,
RUE DU CLOÎTRE ST.-BENOIT, N° 4.

DES EFFETS

DE LA DÉRIVATION,

ET

DEUXIÈME APPENDICE

A MES

OBSERVATIONS

SUR LES AFFECTIONS CÉRÉBRO-OCULAIRES;

PAR

LOUIS-FRANÇOIS GONDRET,

DOCTEUR EN MÉDECINE DE LA FACULTÉ DE MÉDECINE DE PARIS,
MEMBRE DE PLUSIEURS SOCIÉTÉS SAVANTES.

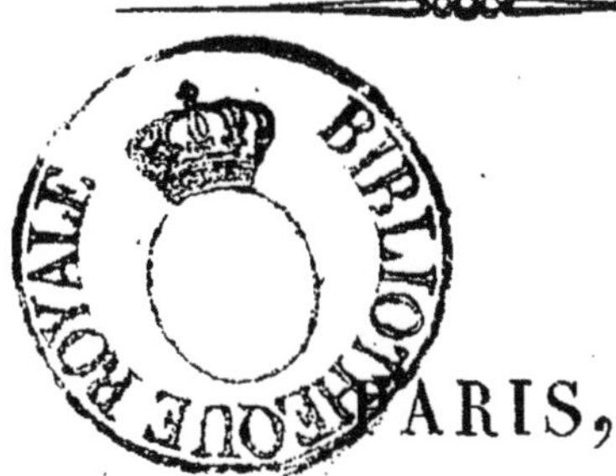

PARIS,

LIBRAIRIE MÉDICALE ET SCIENTIFIQUE,

DE DEVILLE CAVELLIN,

ANCIENNE MAISON GABON,

RUE DE L'ÉCOLE-DE-MÉDECINE, N° 10.

1832.

PRÉFACE.

J'ai différé beaucoup plus que je ne voulais, à pré-
senter au public médical de nouvelles observations sur
les différens sujets que j'ai traités. Force a été d'attendre que les esprits fussent moins absorbés par les
événemens politiques et par le choléra. Toutefois ce
retard a encore ajouté l'épreuve du temps aux faits
que j'ai précédemment publiés, et à ceux qui depuis
se sont offerts à ma pratique. Serai-je enfin assez heu-
reux pour vaincre un reste d'incrédulité qu'un petit
nombre de praticiens d'un mérite incontestable, par-
tagent encore sur les effets de ma méthode de traitement? Entre beaucoup de malades que j'ai traités
avec succès de cataractes commençantes ou plus ou
moins avancées (pour me borner à un seul ordre de

faits), il se trouve des personnes que leur position met constamment en évidence ; elles n'ont réclamé mes soins qu'après avoir consulté ces praticiens qui leur avaient déclaré qu'il n'y avait d'autre ressource que d'attendre : 1° la maturité de la cataracte, 2° la cécité, 3° enfin l'opération. M. Pépin, employé au ministère de la justice, madame la comtesse de Montchenu, madame la princesse de Rével, monsieur le vicomte de Prunelé, monsieur l'abbé Hubert, monsieur le vicomte de Montchenu, monsieur le comte de Beaucourt, madame Sirey, née du Saillant, madame la comtesse de la Fresnaye, madame la marquise douairière de Brézé et beaucoup d'autres personnes, sont dans ce cas. Or, de deux choses l'une : ces malades, ayant des cataractes qui avaient été constatées par ces praticiens, devaient ou perdre la vue et se faire opérer par eux, ce qui n'a point été nécessaire, ou recourir à l'usage de ma méthode qui, depuis un temps assez considérable, a plus ou moins amélioré l'état de leurs yeux. Madame de Montchenu, octogénaire, affectée de cécité par la présence simultanée de la goutte-sereine et de la cataracte, a recouvré la vue par mes soins et l'a conservée pendant plus de dix ans, lisant chaque jour les papiers publics. Les autres malades sont des témoins subsistans du succès ; et si, sous le rapport de ces faits, j'avais pu être frappé d'une sorte d'illusion, le temps et le retour de la maladie ne l'auraient-ils pas dissipée ? Loin de là j'ai la certitude, acquise par l'expérience, que les avantages de mon traitement ont persisté.

Comme on le pense bien le succès n'a pas constamment couronné mes efforts : j'ai eu soin de publier les exemples qui en sont la preuve. En effet dans le commencement de cette pratique, je ne distinguais pas très facilement les différentes formes de la cataracte, les divers degrés de son développement, ni ses nombreuses complications. Difficulté du côté du diagnostic, difficulté bien plus grande sous le rapport du traitement. Il en est de la cataracte comme de toutes les autres maladies ; attendrez-vous pour traiter une pneumonie, qu'elle ait dégénéré en phthysie, qu'elle soit compliquée d'autres lésions ? Si la respiration est gênée par un trouble commençant de la circulation, attendrez-vous, pour le dissiper, que l'affection du cœur soit plus développée ? L'expérience m'a heureusement affranchi de la plupart des obstacles qui m'embarrassaient sous les rapports du diagnostic et de la thérapeutique : je distingue nettement aujourd'hui les cas qui sont du ressort de la méthode médicale, et ils sont très nombreux, de ceux qui appartiennent à l'opération, et qui sont assez rares. Ces derniers cas doivent l'être de plus en plus à mesure que les ressources médicales seront plus appréciées. On peut espérer ce résultat du siècle où nous vivons, qui est certainement remarquable par le perfectionnement des connaissances médicales. On en trouve des preuves dans l'introduction récente de la lithotritie que l'on doit principalement à M. le docteur Civiale, de la torsion des artères proposée par M. le docteur Amussat ou d'autres progrès que la médecine a faits sous le double rapport de la théorie et de la pratique. B de considérations portent à douter que ces salutaires innovations eussent été accueillies aussi favorablement dans les siècles précédens. Enfin j'ai une preuve toute particulière de cette assertion. Ayant annoncé, il y a quinze ans, contrairement aux préceptes en vigueur depuis l'origine de la médecine, la possibilité de traiter la cataracte sans le secours des opérations chirurgicales, je ne vois plus aujourd'hui que très peu de médecins d'une opinion opposée. En effet, un grand nombre de confrères et de collègues, soit des hôpitaux, soit des dispensaires, de la France et de l'étranger, m'ont donné depuis long-temps une marque éclatante d'estime en adoptant ma méthode ; les preuves en existent à Paris, à Lyon, à Marseille, ainsi qu'à Londres, Naples et à Moscou.

DISCOURS.

A mesure que les faits se multiplient dans ma pratique, je reconnais de plus en plus les avantages de la méthode dérivative. Je l'emploie d'une manière fixe, à l'aide de la vésication ou de la cautérisation, dans les affections chroniques; au sinciput, pour les affections cérébro-oculaires, au bras, au dos pour celles du thorax, sur le ventre pour celles de l'appareil digestif, à la région du sacrum et derrière la tête du péroné contre les maladies cérébro-oculaires, contre celles de l'utérus, contre la sciatique.

J'use encore plus souvent de la dérivation, mais d'une manière momentanée, par le secours des ventouses sèches et scarifiées, des rubéfians, des émétiques, des laxatifs et de tous les agens susceptibles d'imprimer à l'organisme une action centrifuge. Ce genre de médication, et particulièrement celui qui s'opère par la ventouse, m'a procuré de grands résultats thérapeutiques. On peut voir, dans mes différens mémoires, avec quelle facilité la ventouse triomphe de toutes les affections aiguës et récentes qui se rapportent à la pléthore, à l'hémorragie et à l'inflammation. La rapidité, l'identité des effets et l'examen approfondi des symptômes m'ont depuis long-temps démontré que ces trois formes de lésion, au lieu de composer trois ordres de maladies, ne sont que des degrés différens de la même altération, de la congestion sanguine. Pour reconnaître ces maladies, qui sont si communes dans toutes les régions du corps et qui appartiennent à tout âge, aux deux sexes et aux divers climats, il suffit de constater la présence actuelle, plus ou moins fixe ou fugitive, des symptômes que les anciens ont rapportés à l'inflammation, savoir : rougeur, chaleur, tumeur, douleur. Depuis long-temps j'ai reconnu que, dans l'exploration d'une maladie de ce genre, il importe de faire attention à un autre symptôme, signalé dans quelques cas par les auteurs, et que je remarque aussi constamment que les autres symptômes : je veux parler de celui qui résulte de la sensation de pesanteur. Ce symptôme varie comme les autres dans son intensité, et il persiste souvent après qu'ils ont disparu. En l'absence ou après la disparition des autres symptômes, il suffit souvent pour révéler l'existence de la congestion sanguine, surtout à la tête. En effet, soit qu'il accompagne les autres symptômes ou qu'il persiste après qu'ils sont dissipés, il cède également à la dérivation, principalement lorsqu'elle est opérée par la ventouse sèche ou scarifiée. Rien de plus facile que de faire évanouir, par ce procédé, non-seulement les cinq espèces de symptômes dont je viens de parler, mais en même temps aussi les symptômes propres à la fonction du tissu, de l'organe ou de l'appareil lésé. Ainsi les capillaires de l'encéphale ou de ses membranes étant le siége d'une congestion sanguine, la somnolence, le coma, le coma-vigil, la fièvre, qui en proviennent, s'effacent sous l'action de la ventouse aussi bien que les symptômes de chaleur, de douleur, de pesanteur, etc.

Ainsi, lorsque le cœur ou ses annexes présentent les symptômes précités, accompagnés de palpitations, de réveils en sursaut, de fièvre, on voit les deux ordres de symptômes céder à l'application de la ventouse au dos et aux membres inférieurs.

De même lorsqu'une fièvre plus ou moins violente se joint aux divers symptômes de la métrite, on peut dissiper et la métrite et la fièvre par l'emploi de ventouses sèches et scarifiées sur le dos, sous les omoplates ou sur le deltoïde. De semblables résultats s'obtiennent de la même médication dans le développement quelquefois si extraordinaire et si douloureux des hémorrhoïdes.

Ces faits sont constans et faciles à vérifier ; ils démontrent d'une manière péremptoire que la dérivation obtenue par la ventouse exerce une action thérapeutique immense, prompte, et qui ménage les ressources de l'organisation en abrégeant le cours de la maladie. Sous ce rapport, ni les sangsues, ni les autres modes d'émission sanguine ne peuvent être comparés à la ventouse ; non que ce moyen doive exclure les autres agens dérivatifs ; jamais, dans les médications si variées que nécessitent les maladies, je ne me suis abstenu ni des autres saignées, ni des laxatifs ou purgatifs, ni enfin de tout autre moyen thérapeutique bien approprié à la circonstance morbide. Dans une inflammation cérébro-oculaire, après que la ventouse, mise à la nuque, a dissipé ou modéré les principaux symptômes, je tire un parti avantageux de sangsues appliquées sur les régions inférieures du tronc, de la saignée du pied, des laxatifs, etc.

GLAUCOME ET GOUTTE-SEREINE.

M. de Pinnautier, aide-de-camp , âgé de 28 ans, a été sujet, depuis l'âge de 12. ans jusqu'à celui de 22 , à des hémorragies nasales très - considérables qui se renouvelaient jusqu'à deux et trois fois par jour. Pendant plusieurs années il s'est livré avec une grande application aux travaux de cabinet ; l'épistaxis a cessé , mais il a été remplacé par des maux de tête violens qui n'ont cédé ni aux sangsues , ni à des topiques de glace , mais seulement au temps et au repos.

Mars 1830. 1° Catarrhe pulmonaire ; 2° pupille de l'œil droit très-dilatée , immobile , opacité légère de l'humeur vitrée , vision presque nulle. — Un séton placé à la nuque , et l'application du nitrate d'argent sur la cornée, ont rendu la pupille un peu mobile et la vue moins défectueuse. Le malade peut lire le titre d'un livre , mais cet exercice lui donne de la céphalalgie.

9 *novembre* 1832. M. de Pinnautier m'est présenté par M. le docteur Delmas.

Suppression du séton. Cautérisation sincipitale , ventouses scarifiées , rubéfaction du front et des tempes par la pommade ammoniacale employée tous les jours , collyre ammoniacal , laxatif.

23 *janvier* 1832. M. de Pinnautier ne souffre plus de la tête , et il lit facilement, même les petits caractères , entre autres ceux de l'*Almanach des Longitudes*. La pupille a conservé une dilatation plus grande que dans l'état naturel; mais elle jouit d'un mouvement normal. La nébulosité qui paraissait fixée sur le corps vitré est entièrement dissipée.

GOUTTE-SEREINE.

M. Lacaze , âgé de quarante-un ans , est entièrement privé de l'odorat depuis dix-huit mois. Vers la même époque l'œil gauche s'est beaucoup affaibli. Pupille irrégulière, immobile, vision confuse et double.

10 *mars* 1832. Cautérisation sincipitale , ventouse scarifiée , laxatifs , collyre ammoniacal sur le front , les tempes et les paupières.

L'amélioration dans les deux sens de l'odorat et de la vue a été rapide et progressive.

1er *avril* 1832. Le malade perçoit les odeurs et distingue les objets à peu près comme dans l'état naturel.

CATARACTES.

Madame la marquise douairière de Brézé a les yeux saillans et affectés de myopie à un haut degré.

11 *avril* 1830. OEil gauche : Vision nulle. Plusieurs médecins et chirurgiens spéciaux reconnaissent l'existence d'une goutte-sereine pure et simple. La pupille est étroite et immobile.

Le 2 *avril* 1832 , cette dame se présente chez moi dans l'état suivant :

OEil gauche, celui qui est privé complètement de la vision depuis le 11 avril 1830, présente une cataracte parvenue à sa maturité. La pupille est immobile.

OEil droit : Pupille droite et mobile , cataracte très prononcée. La malade lit et écrit difficilement.

La tête est le siége de douleurs légères , de pesanteur et d'étourdissement.

2 *avril* 1832. Cautérisation sincipitale. Ventouse scarifiée à la nuque et à la tempe, collyre ammoniacal, topi-
que d'éther sulfurique sur le front, laxatifs.

16 *juillet*. OEil gauche : Le cristallin est devenu opa-
lin ; cet œil perçoit le jour. La pupille est à l'état normal.

OEil droit : Le cristallin a sensiblement perdu de son
opacité. Un célèbre chirurgien qui avait reconnu la goutte-
sereine, il y a deux ans, a constaté l'existence d'une cataracte non accompagnée d'une goutte-sereine, et qu'il re-
garde comme susceptible d'être opérée. Ce jugement tend
à démontrer la guérison de l'amaurose qui avait précédé
la cataracte. La vue s'est notablement fortifiée et même
la malade en abuse en écrivant des lettres de trois et
quatre pages.

GOUTTE-SEREINE, PSEUDO-CATARACTE.

Madame de Montbeillard a depuis long-temps la vue
très-affaiblie ; elle ne peut ni lire ni écrire sans être
obligée d'interrompre ces exercices aussitôt qu'elle veut
les pratiquer.

Pupilles très-étroites, assez mobiles. La chambre antérieure présente une nébulosité très prononcée, plus
développée à gauche, ayant l'aspect de cataractes que je
ne puis cependant considérer comme vraies.

Toux habituelle, souvent accompagnée de crachats
sanguinolens, d'oppression et de fièvre. Il me paraissait
d'autant plus urgent de traiter madame de Monbeillard,
que la pseudo-cataracte n'ayant pas son siége dans le
cristallin, ne pouvait être plus tard l'objet de l'opération.

26 *mars* 1832. Cautérisation sincipitale , ventouse scarifiée à la nuque, au dos , collyre d'éther , d'ammoniaque sur le front , les tempes et les paupières.

Fin de juillet. L'opacité de la chambre antérieure est presque entièrement dissipée à droite, réduite à gauche à un très petit arc de cercle. La vision est très bonne.

20 *septembre* 1832. — J'ai eu des nouvelles satisfaisantes de madame de Montbeillard.

CATARACTES , GOUTTE-SEREINE.

M. le professeur Desfontaines, membre de l'Institut, sentant sa vue décliner depuis long-temps , me consulta vers le mois de juin 1832.

OEil gauche : Injection habituelle de la conjonctive, pupille étroite, immobile, cataracte complète, vision nulle.

OEil droit : Pupille étroite, peu mobile, cataracte avancée. (Myopie congéniale).

La vision est très imparfaite , confuse et bornée à une très courte distance. M. Desfontaines lit et écrit avec la plus grande peine. Sachant l'application continuelle de M. Desfontaines aux travaux scientifiques , je ne pus m'empêcher de regarder sa vue comme épuisée. Je m'expliquai ainsi avec M. de Blainville , qui l'avait accompagné. Le traitement parut d'abord fortifier la vue ; mais ce résultat ne se soutint pas. M. Desfontaines ne secondait pas beaucoup les remèdes par son exactitude à les suivre. Enfin, soit impuissance des agens thérapeutiques, soit prépondérance des causes morbides, la goutte-sereine et la cataracte de l'œil droit ont fait de tels progrès qu'il ne reste même que fort peu de chances pour l'opération de la cataracte.

GOUTTE-SEREINE.

Jean-Marie Patoche, ouvrier en châles, âgé de vingt-un ans, est affecté d'une goutte-sereine double depuis plus de trois ans. Traité d'abord à l'hôpital de Reims, il entra plus tard à l'hôpital Beaujon. Là on lui cautérisa le sinciput au moyen de la pommade ammoniacale ; il en éprouva un léger soulagement qui ne persista pas. Il fut alors envoyé à l'hôpital Necker, où M. le docteur Delarroque lui fit poser un séton à la nuque. La vision ne se rétablissant pas , ce confrère voulut bien m'adresser le malade.

OEil droit : Pupille extrêmement étroite, immobile, vision nulle quand l'œil est placé en face de l'objet. Lorsque cet organe est tourné vers le plafond , il y a perception confuse des objets , sans distinction des formes ni des couleurs.

OEil gauche : Pupille étroite et un peu mobile. Le malade ne voit les objets qu'à travers un brouillard épais ; il se conduit avec peine ; la tête est ordinairement le siége d'une douleur et d'une chaleur vives, avec pesanteur de cette partie , somnolence et souvent fièvre. Quand ces symptômes se manifestent avec plus d'intensité que de coutume, la vision est entièrement nulle.

Convaincu que je ne pourrais triompher de la goutte-sereine qu'après avoir dissipé les symptômes cérébraux , je résolus de ne renouveler la plaie sincipitale, si elle devenait nécessaire, qu'après la disparition de ces derniers symptômes.

Traitement. Cautérisations permanentes formées par la pommade ammoniacale derrière la tête du péroné, ventouses scarifiées sur le trajet de la suture-lambdoïde et à la nuque ; ventouses sèches posées chaque jour, sur le bassin et les cuisses ; vésications volantes sur ces mêmes régions par le séjour de la ventouse sèche pendant deux à trois heures ; laxatifs deux ou trois fois la semaine ; deux fois par jour application du collyre ammoniacal sur le front, sur les tempes et les paupières, et douches d'eau froide aussitôt après.

La vision de ce malade s'est améliorée graduellement dans l'espace de trois mois ; les symptômes cérébraux se sont rarement reproduits, cédant chaque fois aux médications qui leur étaient opposées. La vision est entièrement rétablie dans les deux yeux, depuis plus d'un an, sans qu'il y ait eu nécessité de cautériser le sinciput.

IRITIS CHRONIQUE.

Vicq, âgé de trente-trois ans, soldat au 2ᵉ régiment de carabiniers, m'est adressé par M. le docteur Piron Sampigny. Ce malade souffre beaucoup depuis quatre mois d'une inflammation des yeux. La conjonctive est rouge et tellement sensible à l'impression de la lumière, qu'il est obligé de se tenir constamment dans l'obscurité. Tous les corps lui paraissent couverts d'un brouillard épais ; souvent il ne peut se conduire, et se fait amener chez moi.

OEil droit : Pupille ovalaire, à bords frangés, immobile, nébulosité au centre (pseudo-cataracte).

OEil gauche : Pupille irrégulièrement quadrilatère, immobile, nébulosité très-prononcée au centre.

2

1ᵉʳ *mai* 1832. Cautérisation sincipitale par la pommade ammoniacale, ventouses scarifiées à la nuque, à la
suture lambdoïde ; ventouses sèches au bassin et aux
cuisses, laxatifs, collyres tantôt de belladone, tantôt
d'ammoniaqne ; saignées du pied.

L'état des yeux et de la vue s'est promptement amélioré, non toutefois sans quelque intermittence, surtout
pendant les grandes chaleurs. Il a fallu plusieurs fois
recourir à la ventouse scarifiée, à la saignée du pied ;
les ventouses sèches étaient presque en permanence.
J'ordonnai quelquefois, comme dans beaucoup d'autres
cas, qu'on les laissât pendant deux ou trois heures sur le
dos, sur les hanches et les cuisses jusqu'à ce qu'il en ré-
sultât une vésication par l'effet complexe de la pression
atmosphérique et du vide local. Ce genre de médication
a l'avantage de déplacer beaucoup de liquides sanguins
et séreux sans produire l'exaltation qui résulte de l'action des agens chimiques, vésicans ou caustiques.

Après six semaines d'efforts soutenus, l'amélioration
a fait des progrès constans ; la vision est bonne, elle se
maintient telle, et Vicq est retourné à son corps, où il
fait son service. Je lui ai recommandé de poser de temps
en temps des ventouses sèches pour éviter le retour de la
pléthore sanguine de la tête, regardant l'énorme poids
du casque et de la cuirasse comme propre à la reproduire
en raison de la gêne qui en résulte pour la circulation.

CATARACTES, GOUTTE-SEREINE.

Remy, âgé de cinquante-cinq ans, ancien militaire,
m'a été adressé le 14 juin dernier par M. le docteur
Amussat. Les fatigues de la guerre, qu'il a faite pendant

seize ans, et les travaux auxquels il s'est livré pour sub-sister depuis qu'il n'est plus au service, ont altéré la constitution de ce malade.

Il a toujours eu la vue faible, et n'a jamais été en état de lire pendant une demi-heure sans avoir les yeux fatigués.

Il s'est aperçu, il y a trois ans, que sa vue perdait de sa force ; on lui mit un séton à la nuque, et plus tard un vésicatoire qu'il porte encore aujourd'hui. Cataractes très-développées dans les deux yeux ; pupilles dilatées, peu mobiles.

Ce malade a de la difficulté à se conduire, il voit les objets doubles et seulement à une très-courte distance. Il croit voir beaucoup de filamens qu'il appelle *bizarreries*. J'avertis ce malade 1° que ses cataractes me paraissent trop avancées pour me permettre d'espérer une amélioration notable sous ce rapport ; 2° que mon traitement aura pour principal objet de dissiper les symptômes de goutte-sereine qui s'opposent à une opération ; 3° que si les cataractes continuent à se développer, malgré mes soins, il y aura des probabilités pour le succès de l'opération après la disparition des symptômes d'amaurose.

15 juin 1832. Suppression du vésicatoire à la nuque, cautérisation sincipitale, ventouses scarifiées, collyre ammoniacal, laxatifs.

Septembre. Il ne voit plus les objets doubles. La vue s'est allongée considérablement, il distingue tout ce qui est devant lui ; les filamens ont presque entièrement disparu ; les cataractes sont sensiblement amoindries ; le brouillard qui lui paraissait couvrir les objets a beaucoup diminué. Il lit les enseignes des boutiques, il voit la grande aiguille du cadran des Tuileries.

CATARACTES.

Jean Porcher, âgé de soixante-dix ans, a les yeux affectés de cataractes depuis plusieurs années.

Les pupilles sont étroites et mobiles, les cristallins sont fort blancs et très-opaques. Ce malade se conduit encore, mais avec beaucoup de peine. Il heurte les passans, et il lui est difficile d'éviter les voitures. Il est sujet à des douleurs de tête accompagnées de pesanteur et d'étourdissemens.

Juin 1831. Cautérisation sincipitale, ventouse scarifiée, collyre ammoniacal.

Septembre 1832. Ce malade se dirige beaucoup mieux. Il distingue plus facilement les objets. Les cristallins sont moins blancs, d'une couleur ardoisée. Les symptômes cérébraux sont beaucoup plus rares, et moins intenses qu'avant le traitement.

CATARACTES OPÉRÉES.

Madame Jérôme, âgée de soixante-cinq ans, s'est présentée chez moi le 4 octobre 1831. Il y a huit ans qu'elle a été opérée de deux cataractes, à l'hospice de perfectionnement. Elle a beaucoup de peine à se conduire, surtout par un temps serein.

OEil droit : Pupille presque linéaire, immobile, ovalaire transversalement ; on voit au centre un nuage blanchâtre ; triangle à la partie supérieure de la pupille, nébulosité dans la chambre antérieure.

OEil gauche : Pupille étroite, ronde, immobile, opacité très-prononcée dans la chambre antérieure ; paupières gonflées, rouges, ulcérées, habituellement chargées d'un mucus épais. Cet œil ne peut s'ouvrir. Vision nulle.

La tête est constamment pesante et douloureuse.

Août 1832. Les yeux se sont graduellement améliorés, la malade peut coudre, et lire quelques lignes de l'un et l'autre œil ; elle se dirige beaucoup plus facilement dans les rues. La pupille de l'œil droit a pris un peu de mobilité ; le nuage qu'elle circonscrivait est dissipé.

OEil gauche : L'opacité du cristallin est sensiblement amoindrie.

CATARACTE OPÉRÉE.

Bonneville, ébéniste, âgé de cinquante-six ans, se présente chez moi le 25 août 1832.

OEil gauche : M. Dupuytren l'a opéré de la cataracte par la méthode de l'abaissement, le 16 juillet dernier. On ne voit point de traces du cristallin, cet œil est couvert d'un bandeau ; conjonctive très-rouge, photophobie ; pupille assez dilatée, un peu mobile, légère nébulosité dans la chambre antérieure. La vision est confuse, elle ne peut être exercée que dans l'obscurité.

OEil droit : Cataracte très-prononcée, vision trouble, pupille peu mobile.

25 *août* 1832. Ventouse scarifiée à la nuque, collyre ammoniacal sur le front, les tempes et les paupières.

26, 27 *août.* Ce malade peut supporter le jour ; il distingue l'heure à ma pendule. Le premier jour il n'avait reconnu que le cadran.

28 *août.* Cautérisation sincipitale par la pommade ammoniacale.

13 *septembre.* La vision s'améliore dans les deux yeux ; la photophobie et l'inflammation sont entièrement dissipées dans l'œil gauche.

Cet exemple et les suivans démontrent l'utilité de deux méthodes différentes, appliquées chacune en son temps. La cataracte de l'œil gauche étant parvenue à un développement complet, M. Dupuytren a dû l'opérer, et il l'a fait avec succès. Le traitement que j'ai appliqué plus tard a confirmé et développé le succès qui avait été obtenu.

CATARACTE OPÉRÉE.

Goisse, âgé de cinquante-cinq ans, affecté de deux cataractes, a eu l'œil droit opéré à l'Hôtel-Dieu, par M. Dupuytren, le 16 juillet 1832.

25 *août* 1832. Cet homme présente les symptômes suivans : L'œil droit est couvert d'un bandeau à cause de l'impression trop vive que lui fait éprouver la lumière ; conjonctive très-rouge.

Pupille étroite, un peu ovalaire, ayant un faible mouvement de resserrement ; la moitié supérieure de cette ouverture présente un corps opaque inégal analogue au cristallin devenu opaque, l'autre moitié est libre et permet la vision des corps. Ce malade distingue le cadran et les aiguilles d'une pendule de cabinet sans pouvoir déterminer l'heure.

OEil gauche : Cataracte avancée.

25 *août* 1832. Collyre ammoniacal, ventouse scari- fiée à la nuque. Après ces applications le malade sup-

porte mieux le jour et distingue plus nettement les objets.

3o *août*. Cautérisation sincipitale.

7 *septembre* 1832. Le malade supporte bien la lumière, il se conduit facilement.

L'inflammation est dissipée ; la pupille a acquis du mouvement, et l'opacité de la portion du cristallin qui correspond à la partie supérieure de la pupille, me paraît avoir sensiblement diminué.

10 *septembre*. L'opacité du cristallin de l'œil gauche commence à s'effacer. La vision est bien meilleure qu'elle n'était.

CATARACTE APRÈS OPÉRATION.

Mlle Gremeau, âgée de 64 ans, a été opérée de la cataracte de l'œil gauche, le 28 septembre 1830, à l'hôpital de la Charité. Cet œil est aplati, entièrement couvert d'une fausse membrane blanche. La vision y est nulle. OEil droit : depuis le 14 novembre 1830 il est affecté d'ophtalmie ; la conjonctive est rouge, la cornée est parsemée de petites taies ; la paupière inférieure est très-gonflée, renversée. La paupière supérieure est très-gonflée, rouge. Les deux membranes sont couvertes de croutes jaunes auxquelles donne naissance un liquide muqueux qui les baigne constamment.

Le cristallin présente une cataracte très-prononcée. La pupille est dilatée, très-peu mobile.

La malade ne peut ni lire, ni coudre ; elle a souvent beaucoup de peine à se conduire. Sa tête est presque toujours affectée de douleurs et de pesanteur.

9 *janvier* 1832. Cautérisation sincipitale par la

pommade ammoniacale; ventouse scarifiée à la nuque; laxatifs, collyre de zinc, collyre léger d'ammoniaque.

20 *janvier*. La malade se trouve mieux; elle commence à distinguer les numéros des maisons, les pavés et leurs interstices.

1er *février*. Elle distingue l'heure à l'horloge du passage Choiseul.

Septembre. La tête a été promptement affranchie de douleurs et de pesanteur. L'amélioration des yeux et de la vue a été progressive. La cataracte est à peine visible à présent. La pupille a un mouvement normal. Les paupières sont à peu près dans l'état naturel. La malade lit, écrit et coud facilement au jour et à la lumière artificielle.

CATARACTE APRÈS OPÉRATION.

Madame veuve Baudrain, âgée de 55 ans, a été opérée de la cataracte dans l'œil droit, le 4 octobre 1830, par M. Roux, à l'hôpital de la Charité. On ne voit point de pupille dans cet organe; la vue se borne à la perception confuse du jour.

OEil gauche : Cataracte complète, pupille étroite, un peu mobile. La malade voit difficilement à se conduire. Je ne me décide à la traiter que parce qu'elle déclare ne point vouloir se faire opérer.

3 *avril* 1832. Cautérisation sincipitale; ventouse scarifiée, collyre ammoniacal sur le front, les tempes et les paupières.

15 *avril*. La malade déclare qu'elle se conduit beaucoup plus facilement qu'elle ne faisait.

8 *mai*. Elle distingue facilement l'heure à la pendule.

14 *juin.* Elle reconnaît dans la rue quelqu'un de sa connaissance, ce qui ne lui était pas arrivé depuis deux ans.

Septembre 1832. Elle distingue facilement les pavés, les dalles, le parquet ou les carreaux sur lesquels elle marche, objets qu'auparavant elle ne voyait que confusément.

CONGESTION CÉRÉBRALE SANGUINE AVEC FIÈVRE INTERMITTENTE QUOTIDIENNE.

M. Alphonse Buchère, étant à l'âge de 16 ans, éprouvait depuis plusieurs mois tous les phénomènes d'un développement rapide.

Le 20 *novembre* 1821, à 9 heures du soir, il eut, pendant une demi-heure, un violent frisson qui fut accompagné d'un grand mal de tête, de coma-vigil et suivi de chaleur, de sueur et de loquacité.

Le 21 matin, état naturel en apparence; à 8 heures du soir, accès semblable à celui de la veille. Averti dès le matin du 22 novembre, je trouvai M. Buchère, mangeant un potage avec peu d'appétit; je le mis à la diète et à l'usage d'une infusion de petite centaurée, me proposant d'observer l'accès du soir; il commença vers 6 heures, et ce fut à 10 que je vis le malade. Voici quel était son état : face très-rouge et gonflée ; céphalalgie générale, plus intense à la bosse frontale droite, coma-vigil complet, pesanteur de tête si prononcée que le malade a de la peine à soulever cette partie; pouls accéléré, plein et dur. Je pose à la nuque une ventouse dans le but de dissiper la pléthore de la tête, et tire environ une demi-once de sang. Au bout d'un quart d'heure,

tous les symptômes-locaux et généraux étaient effacés.
M. Buchère s'endormit paisiblement et se trouva le lendemain dans le même état de santé qu'auparavant.

CONGESTION SANGUINE DU COEUR AVEC FIÈVRE TIERCE.

M. le général Péridon, âgé de 5o ans et d'une bonne
constitution, qui avait résisté aux fatigues de la guerre,
éprouvait, depuis deux mois, des symptômes d'une
fièvre tierce. Il avait inutilement fait usage des amers et
d'une assez grande quantité de sulfate de quinine. La
fièvre persistait, et de plus l'embonpoint et les forces du
général avaient beaucoup diminué. Lorsqu'il me consulta, j'auscultai le thorax, et je crus reconnaître un
excès de force et un peu d'irrégularité dans les mouvemens du cœur, sans isochronéité, avec les pulsations de
la radiale. Comme aux autres symptômes se joignait un
sommeil léger, interrompu par des palpitations, je pen-
sai qu'il existait, sinon un anévrisme du cœur, du moins
une congestion sanguine fixée sur cet organe. Ayant
placé, sous l'omoplate gauche, une ventouse par laquelle je fis sortir trois ou quatre onces de sang, je pro-
duisis un calme subit dans la circulation et un bien-être
que M. Péridon n'avait pas éprouvé depuis deux mois.
Je conseillai l'usage fréquent de larges ventouses sèches
appliquées chaque jour sur les reins, les lombes, le
bassin et les cuisses. A ces moyens j'ajoutai la prescrip-
tion d'un régime délayant et d'une nourriture légère.
La fièvre ne revint plus, les palpitations cessèrent et les
forces ne tardèrent pas à se relever. Après quinze jours
de traitement, j'envoyai le malade aux bains de mer qui
rétablirent complètement les forces.

GOUTTE.

M. Lepoittevin Delacroix, septuagénaire, était au troisième jour d'un violent accès de goutte, et il se désolait en raison de la durée ordinaire de cette affection qui se prolongeait chez lui jusqu'à deux et trois mois.

Le pied droit était gonflé, rouge, pesant et très-douloureux ; la tête était le siége de légères douleurs, d'une chaleur vive et de pesanteur. Le pouls était fréquent, plein et dur.

Une ventouse scarifiée, que je plaçai à la nuque et par laquelle je fis sortir trois à quatre onces de sang, dissipa la fièvre et les symptômes cérébraux.

Je posai une ventouse scarifiée sur la face interne du pied. Je ne tirai qu'un ou deux gros de sang ; cette médication suffit pour produire un soulagement subit. En même temps et par le moyen de la pommade ammoniacale, je formai une petite vésication sur le point d'union du premier os du métatarse avec la première phalange du gros orteil. Après quatre jours de ce traitement, les symptômes locaux et généraux étaient entièrement dissipés.

RHUMATISME GOUTTEUX.

M. Laurent, ancien officier, âgé de 45 ans, avait éprouvé plusieurs atteintes de rhumatisme. Depuis quelques jours il avait des douleurs extrêmement aiguës dans toute l'étendue du membre inférieur droit, particulièrement dans l'échancrure sciatique; il ne pouvait marcher, ni exécuter le moindre mouvement sans augmenter les douleurs. Il n'y avait point de sommeil.

M'étant déjà bien des fois assuré des avantages de la méthode de Cottugno, qui consiste à déterminer une vésication derrière la tête du périné sur le trajet du nerf poplité externe ; je formai une petite plaie sur cette région à l'aide de la pommade ammoniacale. D'après la méthode employée avec succès à l'Hôtel-Dieu par MM. les docteurs Récamier et Trousseau, chaque soir je fis placer sur la plaie un grain d'hydrochlorate de morphine. Je fis poser une ventouse scarifiée sur l'échancrure sciatique. Dès le premier soir le malade fut soulagé, et la guérison fut complète le sixième.

NÉPHRITE.

M. Bordier, imprimeur, âgé de 5o ans, était sujet à la néphrite, dont on le soulageait par les émolliens employés sous différentes formes, et par les saignées générales.

Appelé pour le soigner d'un accès violent de cette maladie, je constatai les symptômes suivans :

Douleur atroce dans les lombes et dans tout le côté droit du ventre depuis l'hypocondre jusqu'à l'hypogastre, et s'étendant jusqu'au testicule droit qui était rétracté ; tension de l'hypocondre, fièvre intense, anxiété.

Une ventouse scarifiée mise au périné et de larges ventouses également scarifiées qui furent placées sur l'hypocondre droit, triomphèrent, dans la journée même, de tous les symptômes (Voyez la thèse du docteur Sellier, 1823).

NÉPHRITE.

M. le docteur ***, âgé de 68 ans, était sujet à des

accès violens de néphrite. Il parvenait à s'en guérir au moyen de la diète, de remèdes émolliens et de saignées du bras qu'il renouvelait jusqu'à six et sept fois. Je l'avais prévenu que, déjà plusieurs fois, j'avais fait disparaître subitement tous les symptômes de la néphrite en plaçant au périné une ventouse scarifiée. Dans un accès très-intense de cette affection, il s'était fait saigner du bras cinq fois sans avoir obtenu de soulagement; il m'adjoignit à une réunion de médecins distingués. Je proposai la ventouse, me fondant sur l'expérience que j'avais de ses bons effets et sur l'opportunité de ce remède relativement à la disposition anatomique des parties lésées. En effet, le périné est le point le plus inférieur de la ligne parcourue par l'inflammation. Tous les consultans s'accordaient à reconnaître que la pierre, engagée, selon toute apparence, dans l'uretère, y produisait une inflammation très-aiguë, et de plus la tension du ventre, la fièvre, l'anxiété, etc. Comme le sang présentait la couenne, dite inflammatoire, et que j'étais le seul de mon avis, on arrêta qu'il serait fait de nouvelles saignées du bras. On en fit trois, après lesquelles l'état du malade avait sensiblement empiré. En désespoir de cause on me laissa faire. J'appliquai sur le périné une ventouse moyenne, ovale, armée de la pompe aspirante. J'imprimai des mouvemens lents au piston. Dès que l'instrument fut mis en action, la douleur commença à diminuer, et au bout d'un quart-d'heure elle fut tout-à-fait évanouie. Le malade rendit la pierre dans la même journée.

Depuis dix ans M. le docteur *** n'a eu que de légers

accès de néphrite, qu'il a fait disparaître facilement par le même moyen.

Arêtée de Cappadoce conseille, dans ce cas, la ventouse à la région des reins ; ce moyen m'a été utile dans ce lieu, mais beaucoup moins qu'au périné.

HÉMORRHOÏDES.

M. Sauton , âgé de 28 ans , doué d'un tempérament sanguin , souffrait beaucoup des hémorrhoïdes depuis trois semaines. Les émolliens administrés sous différentes formes, des sangsues appliquées sur la tumeur extérieure qui résultait de la dilatation des vaisseaux, n'avaient pu calmer les douleurs. M. Sauton ne pouvait ni agir ni dormir. Je lui conseillai l'application de cinq sangsues au sommet de chaque épaule , en lui prescrivant de ne pas laisser couler le sang des piqûres. Le soulagement suivit immédiatement cette médication.

CONGESTION SANGUINE DE L'UTÉRUS.

Madame la comtesse de L***, âgée de 45 ans , commençait à éprouver les atteintes du temps critique. Tantôt elle avait du retard dans l'éruption menstruelle , tantôt elle éprouvait des pertes. A l'issue de ce dernier phénomène , elle éprouva de légères douleurs et un sentiment de pesanteur dans l'utérus. Son esprit, encore frappé de la mort d'une dame de ses amies par suite d'une maladie de cet organe , lui fit croire qu'elle était attaquée de cette terrible maladie. Je m'assurai d'abord qu'il n'en était rien. La matrice était le siége de l'espèce de pléthore qui accompagne les pertes. J'ordonnai l'application de six sangsues à la partie supérieure et externe du bras. Dès le lendemain, madame de L*** n'éprouvait plus les symptômes qui l'avaient si fortement inquiétée.

Cette médication m'a constamment réussi dans un grand nombre de cas semblables.

CONCLUSIONS.

On voit dans ces observations, que nous pourrions beaucoup multiplier, des exemples très-variés de l'efficacité de la méthode dérivative. En effet, des maladies, de nature et de siége différens, ont cédé à une médication de même espèce. Ainsi le rhumatisme et la goutte, ainsi la néphrite, de plus, des fièvres, soit continues, soit intermittentes, dépendant les unes et les autres d'une pléthore ou d'une inflammation située dans des organes très - différens, le cerveau, le cœur, l'appareil digestif, les reins, l'utérus, etc.; toutes ces affections, dis-je, obéissent également à la dérivation. Enfin des maladies invétérées, cérébro-oculaires, telles que la goutte-sereine, la cataracte, l'iritis chronique, des albugos, s'effacent aussi par l'influence de la même médication.

Or, on sait que la plupart des maladies proviennent du rallentissement d'un mouvement intérieur auquel se rattachent la transpiration, tant cutanée que pulmonaire, les secreta et les excreta, est-il étonnant que ces maladies diminuent ou guérissent à l'aide de remèdes éminemment centrifuges ?

TABLE DES MATIÈRES :

www.ingramcontent.com/pod-product-compliance
Ingram Content Group UK Ltd.
Pitfield, Milton Keynes, MK11 3LW, UK
UKHW020107100726
13658UKWH00005B/2005